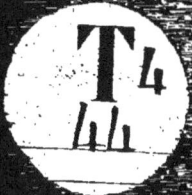

MARQUE

PHARMACEUTIQUE

INSCRITE SUR UNE FIOLE EN VERRE

APPARTENANT AU MUSÉE DE REIMS

Note lue à l'Académie Impériale de Reims

Par M. Ch. LORIQUET

SECRÉTAIRE GÉNÉRAL ET BIBLIOTHÉCAIRE DE LA VILLE

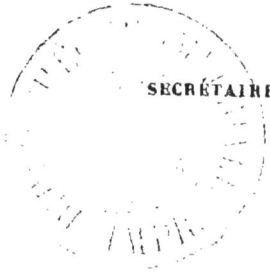

REIMS

P. DUBOIS, IMPRIMEUR DE L'ACADÉMIE IMPÉRIALE

Rue de l'Arbalète, 9

—

1863

MARQUE

PHARMACEUTIQUE

INSCRITE SUR UNE FIOLE EN VERRE

APPARTENANT AU MUSÉE DE REIMS.

———————

M. Henri Fazy, de Genève, a publié, dans la *Revue
archéologique* de Novembre 1861, une inscription
trouvée à Annemasse (Haute-Savoie), qui porte le
nom de Firmus, fils d'Hilarus.

Je crois ajouter à l'intérêt de cette découverte en
faisant connaître ce qu'était, du moins suivant quelque vraisemblance, le Firmus Hilarus, père de celui
qui érigea l'*ex voto* d'Annemase.

Une fiole en verre, trouvée à Reims, faubourg
de Clermarais, il y a quelques années, et qui appar-
tient au Musée de cette ville, donne ce nom à un médecin oculiste.

Sur le culot de cette fiole est inscrite, en relief et
à rebours, la marque suivante, que j'ai déjà publiée

en fac-simile, avec un dessin de la fiole elle-
même (1) :

FIRM
HILARI
ATYLAR

Les marques pharmaceutiques sur verre sont fort
rares : l'exemple que j'ai publié est le seul, à
ma connaissance, qui ait été recueilli en France. De
plus, le nom de collyre que renferme l'inscription
de Reims est nouveau dans l'histoire de la médecine
antique. C'est donc un objet de haute curiosité, in-
dépendamment de sa parenté avec celle d'Annemasse
nouvellement découverte. J'appelle d'autant plus volontiers sur elle l'attention des savants, que je dois
rectifier en quelques points l'explication que j'en ai
donnée précédemment.

La troisième ligne de l'inscription est la seule qui
présente quelque difficulté, non pas sur sa lecture,
mais sur le sens à lui donner. Voici ce que je disais
à ce sujet :

« Galien, énumérant les diverses affections dont
l'œil peut souffrir, et arrivant à celles des paupières,
dit : « Interiores palpebrarum partes infestant aspri-
» tudo, crassities, sycosis, *tylosis*, etc. » Puis, préci-
sant chacune d'elles, il ajoute : « *Tylosis* est, cum
» palpebris aspritudines ex senectute crassiores, al-
» biores, et parum sensiles extiterint, eoque minus

---

(1) *Reims pendant la domination rom. d'après les inscriptions,*
fig. 16 et 17 ; *Revue archéolog.*, Avril 1862, p. 247 Le dessin que
j'avais fourni pour cette dernière publication a été redressé,
contrairement à mes instructions.

» deteri possunt (1).» A son tour, le médecin Severus, dans Aëtius (2). définit ainsi la dernière : « *Tylosis* » aspritudo est diuturna, induratas et callosas inæqua- » litates habens. » Ainsi la *tylosis* est la même chose que l'*aspritudo*, en grec τράχωμα, mais aggravée parce qu'elle est invétérée. C'en est un degré avancé, plus avancé, par exemple, que la *sycosis*. Celle-ci consiste en excroissances charnues placées à l'inté- rieur des paupières, et la *tylosis* est la transforma- tion de ces excroissances en durillons. »

Cherchant à donner un sens aux lettres A R qui terminent la dernière ligne de l'inscription, j'avais cru y trouver le mot ἀραιός, peu épais, et je tradui- sais le tout comme s'il y avait : ἀντὶ τυλώσεως ἀραιᾶς :

« Collyre de Firmus Hilaris (ou Hilarus) contre les callosités naissantes de l'œil. »

Cette interprétation m'avait séduit ; mais je n'y tenais en définitive que pour le principal, qui est l'application du collyre de notre fiole à la *tylosis*. D'avance, je livrais le reste à la discussion. C'est aussi seulement sur la forme et sur le sens à donner à la fin de la dernière ligne que je viens faire amende honorable.

L'adjectif ἀραιός a-t-il exactement la signification que je lui ai donnée ? Ne doit-il pas plutôt s'en- tendre dans le sens du latin *rarus*, et, dès lors, ne vaut-il pas mieux l'abandonner ? Je m'y décide d'au- tant plus facilement que je ne connais pas d'exemple dans la langue médicale qui légitime l'application

(1) *Introductio seu medicus*, cap. XV, de oculor. affectibus ; tra- duction de René Chartier (Lutet. Paris., ap. Andr. Pralard, 1679, in-folio).

(2) *Serm.* VII, 43.

que j'en ai faite. Mais, parmi les collyres que nous font connaître les écrits des médecins de l'antiquité, on rencontre souvent l'*aromaticum*. Aëtius (1) et Galien (2) ont chacun deux formules de collyres ainsi dénommés ; on le trouve aussi sur des cachets d'oculistes (3). Aujourd'hui encore, on connaît sous le nom d'*aromation* une préparation d'eau distillée ou infusée de roses, de sureau, de plantain, etc., qui entre dans la composition des collyres liquides.

Pourquoi n'admettrions-nous pas ici la présence de l'*aromaticum*? Rien n'y répugne, assurément, dans la partie de l'inscription qui achève de préciser la constitution de notre collyre.

On sait qu'en général l'étiquette des collyres et des médicaments anciens est ainsi faite : en première ligne, le nom de l'inventeur, au génitif ; puis, les propriétés du remède, savoir : le nom de la maladie contre laquelle il doit être employé, et la composition même du remède, indiquée par le nom sous lequel sa formule est rangée dans le Codex pharmaceutique ; par exemple : *Crocodes ad aspritudinem, Stactum ad claritatem, Lene ad omnem lippitudinem, Isochrysion ad scabritiam, Diapsoricum ad genas scissas*, etc.

Le nom du remède et celui de la maladie sont souvent abrégés, comme ici. La seule chose à désirer pour que notre étiquette se rapportât, pour la

---

(1) *De Compos. pharmac. sec. locos*, lib. IV, cap. VII ; t. **3**, p. 156 de l'éd des Juntes, 1556.

(2) *Serm.* III, cap. CIX, CXI.

(3) Tochon d'Annecy, *Cachets antiques des médecins oculistes*, p. 17 et 67, n° 17.

forme, à celle que nous venons de rappeler, serait
que le mot *tyl[osis]* de la dernière ligne fût précédé
de la préposition *ad*. On aurait alors : *Firmi Hilari
ad tylosim aromaticum*, expression parfaitement ana-
logue aux précédentes, sauf le déplacement relatif des
mots, qui est sans importance. Mais, au lieu de *ad*,
nous avons *a* seulement, à moins que le *d* ne soit
joint à la première lettre par copulation, ce que
nous ne saurions garantir, en raison de l'incertitude
de l'impression de certaines lettres sur le verre,
principalement vers les bords.

Devons-nous renoncer à *ad* et nous rattacher à
une autre forme? Si nous réfléchissons que rien n'est
plus fréquent qu'une double dénomination sur les
cachets pharmaceutiques, l'embarras ne sera pas
de longue durée. Pourquoi n'aurions-nous pas ici le
Collyrium Atyloticum Aromaticum, de même qu'on
voit ailleurs le *Diapsoricum* et le *Stactum Opobalsamatum*, le *Lene Herbidum* et le *Rapidum*, le *Crocodes Diamisus*, le *Dialepticum* et le *Dialepidos*?

L'interprétation de notre inscription sera com-
plète et répondra, ce nous semble, à la destination
indiquée par la nature du vase qui la porte, si nous
y lisons ce qui suit :

FIRMI

HILARI

ATYL*oticum* AR*omaticum,*

c'est-à-dire : « Collyre aromatique de Firmus Hilarus
contre la *tylosis* ; » autrement : « contre les callosités
invétérées de l'intérieur des paupières. »

Je suppose que, dans le cas présent, l'*Aromaticum*
venait modifier l'*Atyloticum*, ainsi que le faisait l'*Opo-*

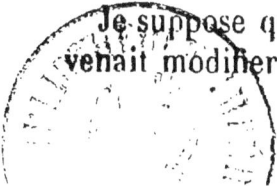

balsamatum quand on le joignait au *Stactum* ou au
Diapsoricum. Il avait probablement pour objet d'a-
doucir un médicament corrosif par sa nature ou
d'un emploi peu agréable ; et ce rôle, il le remplis-
sait dans les préparations liquides, comme le faisait
l'*Opobalsamatum* pour les préparations solides dans
lesquelles il entrait.

Quant au premier nom *Atyloticum*, sa forme
peut se justifier par de nombreux exemples ; sa ter-
minaison est celle de beaucoup de noms de collyres,
comme lui formés d'un mot grec latinisé. Outre ceux
que nous reproduisions tout-à-l'heure, les cachets
d'oculistes et les anciens médecins en font connaître
une foule d'autres. N'avons nous pas encore aujour-
d'hui les *Catulotica* et les *Epulotica*, noms dont la
racine est différente, mais qui, pour la composition,
ont avec le nôtre la plus grande analogie ?

Le ἀντί ou ἀ privatif ne peut faire difficulté non
plus. Il se rencontre à chaque pas dans la médecine,
tenant, dans la composition, la place de *ad* que les
Latins mettent devant le nom de la maladie, sans être
de rigueur, cependant, comme on le voit par le mot
odontalgique et autres employés de nos jours, par le
trachomaticum (1) lui-même, dénomination générique
sous laquelle les anciens comprenaient les préparations propres à combattre l'*aspritudo* ou τράχωμα
dans ses divers degrés (2).

(1) ALEX. TRALL., apud *Artis med. principes* de Haller, t. VI, p.
120. — Cf. Gorræi definition. medic., ad verbum τραχωματικον
κολλυριον. C'est là qu'Estienne a pris ce mot.

(2) Les Latins, pour traduire, par exemple, ces mots : τραχωματικα
κολλυρια, disent : *Collyria facientia ad aspritudines*. Aetii *Medicin.*
tetrabibli serm. III, cap. 43 : De aspritudinibus et densitatibus,
sycosique ac callis. *Severi.*

On nous objectera peut-être que l'*atyloticum* est inconnu, qu'on ne le voit nommé nulle part. Mais, parmi les remèdes inscrits sur les cachets d'oculistes, combien n'y en a t-il pas déjà qui ne figurent pas sur la liste assez longue, cependant, des collyres dont Galien, Scribonius, Alexandre de Tralles et autres nous ont conservé les noms ?

Aëtius (1) et Paul d'Egine (2), décrivant l'*aspritudo* ou τράχωμα, avec les variétés ou degrés divers de cette affection, ne se contentent pas de nommer et de définir la *sycosis*, la *tylosis*, etc.; ils donnent en outre la formule de divers collyres pour combattre l'affection, n'importe à quel degré.

A son tour, Scribonius Largus (3) nous fait connaître un médicament « ad palpebrarum veterrimam aspritudinem, et excrescentem carnem, *sycosim* quam vocant, item *callum* durissimum. » Qu'est-ce que ce *callus?* Pas autre chose que la *tylosis*. Le remède indiqué est liquide, et cela lui a valu un nom particulier, suivant le même auteur : « *Hygram* appellant, quia est liquidum medicamentum. »

Enfin, d'autres médecins parlent de collyres propres à la *sycosis*, et quelques-uns de ces remèdes sont liquides (4). Evidemment la *tylosis* a pu en avoir aussi de spéciaux ; mais, lors même que cette distinction n'aurait pas existé réellement parmi les préparations pharmaceutiques, on admettra sans peine qu'un médecin ait pu donner ce nom à un collyre

(1) *Serm.* III, cap. 43.
(2) Libr. III, c. 22.
(3) *De Composit medic.*, XXXVII.
(4) ALEX. TRALL.. lib. II, cap. V, VI. — AETIUS, loc. cit. — GALIEN., *Introd. seu medicus*, cap. XV.

destiné à combattre l'*aspritudo* en général, et qu'il ait cru le recommander à la foule des malades, en le disant propre à guérir l'*aspritudo* la plus invétérée, c'est-à-dire la *tylosis*.

Il est à noter qu'à côté des collyres de ce Firmus Hilarus, on débitait en même temps, dans le pays de Reims, des drogues d'un autre Firmus surnommé Severus. Ce surnom nous est connu par une pierre sigillaire trouvée pareillement à Reims, et faisant partie du cabinet de M. Duquenelle. En publiant ces deux inscriptions pharmaceutiques parmi les marques de fabrique recueillies dans le pays (1), nous ne pouvions laisser échapper, sans la signaler, cette rencontre piquante des produits de deux officines rivales du médecin Tant-pis et du médecin Tant-mieux. Peut-être le besoin de soutenir une concurrence redoutable avait-il porté ce dernier à exagérer la vertu de son collyre. Dans tous les temps, on a cherché à recommander sa marchandise par des noms pompeux; c'est un moyen de succès si universellement employé de nos jours, que son invention ne doit pas nous paraître nouvelle, particulièrement en pharmacie. Ajoutons qu'un débit considérable devait être assuré à ce médicament, et que sa préparation devait se faire en grand, peut-être chez l'inventeur lui-même. L'étiquette inscrite dans le moule du vase et la fabrication de fioles spécialement consacrées au transport et au débit du collyre le prouvent assez. D'ailleurs, il ne s'agit plus d'une marque appliquée par un pharmacopole sur un remède préparé chez lui suivant une formule con-

(1) *Reims pendant la domination romaine*, page **288**.

nue, comme il en pouvait être de toutes celles
que donnaient les pierres sigillaires décrites par
Saxius, par M. Duchalais, par le docteur Sichel
et quelques autres savants. Avec les petits vases
en terre destinés à contenir des onguents et
revêtus d'une étiquette imprimée dans la pâte du
vase, qu'ont fait connaître Millin et Tochon
d'Annecy, notre fiole et son contenu appartiennent
à un commerce pharmaceutique direct, semblable
à celui qui a pour objet, de nos jours, des
préparations émanées de certaines officines pari-
siennes et envoyées de là dans celles de la province.

Dans quelles conditions se faisait ce commerce?
L'étiquette ou marque de fabrique avait-elle simplement pour but d'indiquer l'objet du médicament, ou constituait-elle la revendication d'un
droit de propriété en faveur de l'inventeur? Cette
question n'a pas encore été éclaircie; nous ne
connaissons pas, quant à nous, dans l'antiquité,
de disposition légale qui garantisse un droit de
cette espèce.

Cela dit sur le sens et l'importance historique
qu'il convient de donner à notre inscription,
revenons à celle dont les savants doivent la connaissance à M. Fazy.

Une fois admise la parenté du Firmus d'Annemasse avec celui de notre fiole, conjecture que
suggère la ressemblance des noms et qu'on peut
se permettre sans sortir des limites du vraisemblable, le rapprochement de ces deux monuments
devient également profitable à chacun d'eux.

D'une part, la fiole du Musée de Reims vient
au secours de l'inscription d'Annemasse, en fai-

sant connaître que celui dont elle parle avait pour
père un médecin oculiste, inventeur d'un remède
pour les yeux. A son tour, l'inscription d'Annemasse vient compléter ce que nous pouvons savoir
historiquement du remède que contenait la fiole
de Reims et de son inventeur, en fixant l'époque
à laquelle vivait ce dernier.

On place généralement dans les trois premiers
siècles les marques pharmaceutiques qui ont été
recueillies jusqu'ici en France, en Allemagne et dans
le nord de l'Italie. Celle dont nous parlons l'empor-
tera encore sur les autres par l'avantage d'avoir une
date plus précise. En effet, l'autel votif consacré au
dieu Mars par Firmus, fils d'Hilarus, fut érigé sous
le consulat de C. Ateius Capito et de G. Vibius Postu-
mus, qui répond à l'an de Rome 757, cinq ans après
la naissance de Jésus-Christ. Il faudra donc remonter
seulement à quelques années au-delà pour fixer l'é-
poque où l'on avait commencé à se servir du
collyre dont notre fiole a conservé le nom.

———

La note qu'on vient de lire a déjà trouvé place
dans la *Revue archéologique* publiée par la librairie
académique de MM. Didier et Ce, no d'Avril 1862.

Dans un article de la même *Revue* (Juin 1862),
un savant italien, M. Giancarlo Conestabile, a contesté
l'explication que nous avons cherché à donner à l'inscription de Reims, ainsi que les conséquences que
nous avons proposé d'en tirer.

Rapprochant notre fiole de quelques autres plus
ou moins connues, il en trouve une dans le Musée
de Pérouse, dont la garde lui est confiée, puis une

autre, et MM. Clément et L. Renier lui en font re-
marquer trois dans le Musée Napoléon III; de bon
compte, il cite jusqu'à cinq vases en verre portant
des légendes qui paraissent identiques à la nôtre. La
fiole de Reims ne serait donc pas unique. Nous n'a-
vons pas de peine à donner raison à M. Conestabile
sur ce point, mais le reste de sa démonstration ne
saurait nous faire abandonner une opinion que nous
croyons avoir suffisamment motivée.

Lui-même d'abord avait cru étrusque l'une des
marques sur verre de Pérouse; 'mais, détrompé par
son regrettable ami M. Orioli, il a consenti à y lire
du latin. En résumé, dit-il : « Tous les textes de-
vront être rectifiés, complétés et unifiés ainsi : »

FIRM[VS]

HILARI

ET YLAE [FIL]

L'ordre est formel : nous n'avons plus le droit de
choisir, ni même d'émettre un doute. Le savant
conservateur du Musée de Perouse, qui avait commencé son article en reconnaissant « tout ce qu'il
y a d'ingénieux et peut-être même de vraisemblable
dans nos conjectures, » n'est plus du même avis en
finissant. Il ne se croit pas obligé d'expliquer aux
lecteurs de la *Revue* comment le sens pour lequel il
se prononce peut être vrai, sans être « vraisemblable, »
et déclare simplement que le mien « s'éloigne, par
des efforts d'esprit, de ce qu'on a l'habitude de
rencontrer dans ces courtes légendes. »

S'il parlait en général, nous serions volontiers
de son avis; rien de plus clair que les marques

de fabrique inscrites sur les vases et les usten-
siles de l'antiquité. Les formules qu'emploient les
ouvriers pour indiquer la provenance de leurs produits sont simples, leurs noms sont faciles à lire,
à compléter même quand il y manque quelque
chose. Si l'on veut admettre que notre inscription et
ses pareilles sont des marques de verriers, leur interprétation ne présentera pas la moindre difficulté. Mais
quelles preuves pourrait-on alléguer, dans le cas
présent, en faveur de cette opinion? Et s'il faut se
contenter de conjectures, pourquoi ne serait-il pas
permis d'adopter l'une plutôt que l'autre, du moment
que le parti préféré aurait quelque chose de « vraisemblable ? »

Or, dans l'hypothèse que nous avons proposée, le
champ est libre pour « ces efforts d'esprit » qui
déplaisent tant à notre contradicteur. Rien, en effet,
de plus varié, de plus capricieux, conséquemment de
moins abordable au vulgaire, que les dénominations
introduites dans le langage médical ou pharmaceutique par les inventeurs de remèdes, et particulièrement de collyres ; aussi n'avons-nous pas dissimulé
du tout que, n'étant pas homme du métier, il nous
a fallu chercher longtemps et « minutieusement »
pour donner un sens plausible à la dernière ligne de
notre « légende.»

Si notre interprétation avait besoin d'être justifiée
après le brevet de « vraisemblance » que lui accorde
M. Conestabile, nous pourrions citer tel épigraphiste
et tel médecin, hommes spéciaux et pouvant faire
autorité, qui nous ont engagé à y persister.

Du reste, un petit détail de lecture nous paraît dé-
ranger un peu, pour la dernière ligne, l'explication
du savant italien.

Là où M. Conestabile lit ETYLAE sur les quatre ou cinq fioles de sa connaissance, l'inscription de Reims donne ATYLAR ; du moins, si nous ne sommes pas aussi sûr de la dernière lettre que nous avons dit être un R, et qui pourrait être un E ou un F, nous pouvons certifier que la première n'est pas un E et ressemble à un A. Dès lors, il faut renoncer au mot ET proposé par M. Conestabile et chercher une autre interprétation.

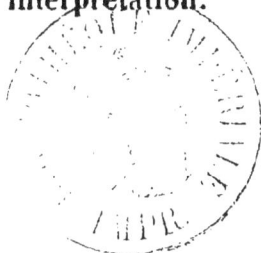

Reims, Typ. P. Dubois, rue de l'Arbalète, 9.